AF337593

SYNDACTYLIE CONGÉNITALE

DE LA

SYNDACTYLIE CONGÉNITALE

PAR

M. X. DELORE,

CHIRURGIEN EN CHEF DÉSIGNÉ DE LA CHARITÉ.

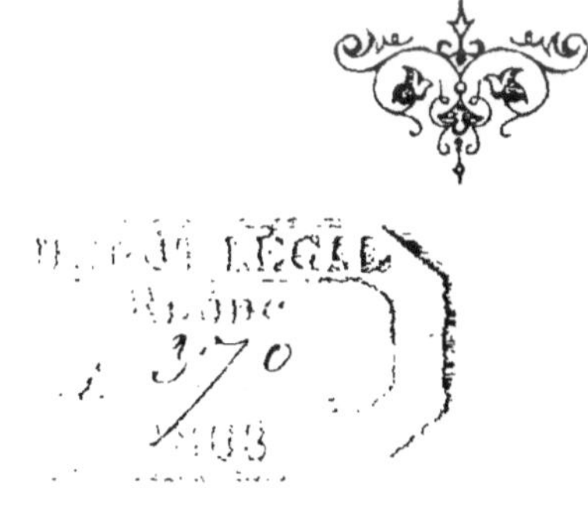

LYON
IMPRIMERIE D'AIMÉ VINGTRINIER
RUE BELLE-CORDIÈRE, 14.

1863

SYNDACTYLIE CONGÉNITALE

Il y a deux ans, il me fut donné d'observer un cas re-marquable de syndactylie congénitale complète chez un adulte, et d'obtenir un résultat satisfaisant en le traitant par la pression élastique. Plus récemment, on me présenta un jeune enfant affecté d'une difformité semblable, mais à un degré moindre. Je crus devoir le traiter par un autre procédé, à cause de l'âge du sujet et de la possibilité d'appliquer l'autoplastie ; le succès que j'ai obtenu me parait aussi complet que possible, en présence des altérations profondes qu'avait subies le développement du squelette de la main.

En voici l'observation :

Syndactylie congénitale chez un enfant de vingt mois ; opération autoplastique par le procédé de Zeller ; ablation du médius atrophié ; guérison.

Cotelle, jeune garçon âgé de vingt mois, est affecté d'une syndactylie congénitale de tous les doigts de la main droite : il est, du reste, doué d'une bonne santé, d'une excellente constitution. Son père et sa mère n'étaient point parents avant leur mariage ; ils ont déjà eu deux enfants parfaitement conformés, et aucune difformité n'a jamais été observée dans leurs familles. La mère était à peu près au deuxième mois de sa grossesse, lorsqu'elle vit un jeune homme, affecté d'une difformité de la main, qui venait de prendre une attaque d'épilepsie. — Frappée vivement tout d'abord par ce spectacle, elle l'oublia bientôt complètement, pour s'en souvenir ensuite au moment où elle mit au monde un enfant difforme.

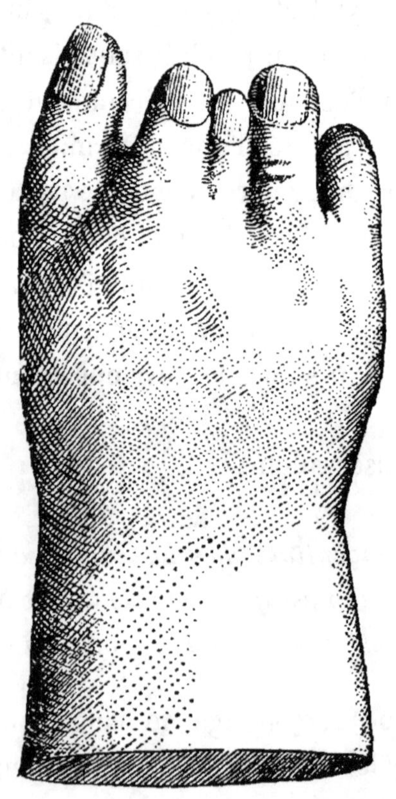

Description de la main. — La main gauche ne présente
rien de spécial ; elle est vigoureuse et parfaitement conformée. Voici ce que la main droite offre de particulier : tous
les doigts sont soudés ensemble ; la dernière phalange seule
est libre, mais pour quelques-uns d'entre eux seulement.
Cette main, quoique supportée par un avant-bras bien
musclé, a subi un arrêt de développement bien manifeste,
quand on la compare à celle du côté gauche. L'atrophie, du
reste, ne porte pas seulement sur la région phalangienne,
mais aussi sur le métacarpe.

Le *pouce* est le doigt le mieux conformé et qui possède
relativement le volume le plus considérable ; il est uni
avec l'index par une membrane interdigitale qui part de
l'extrémité inférieure de la deuxième phalange de ces deux
doigts. Cette membrane, douée d'une certaine laxité, per-
met un léger écartement.

L'*index* a un volume qui est presque moitié moindre
que celui du côté gauche ; le pouce, étant droit, atteint au
même niveau que l'index. Il est douteux qu'il possède
trois phalanges ; non-seulement il est uni avec le pouce,
mais encore il est soudé bien plus intimement avec le
médius.

Le *médius* est, de tous les doigts, le plus atrophié ;
son extrémité descend moins bas que celle de l'index ; il
est très-grêle et soudé avec l'index jusqu'à l'extrémité de
la pulpe digitale ; l'union est moins complète avec l'annulaire.

L'*annulaire* est le plus long de tous les doigts ; sa dernière phalange est complètement libre de toute adhérence.

L'*auriculaire* est plus grand relativement que l'annulaire ; il possède trois phalanges ; la dernière est dépourvue d'ongle.

La peau de la région dorsale de la main est assez lâche et assez souple ; au-dessous d'elle se trouve un tissu cellulo-adipeux très-abondant. La peau de la région palmaire est plus solide ; il serait impossible d'y trouver les éléments de lambeaux autoplastiques.

Mouvements. — Si l'on cherche quelle est leur étendue, on voit que le pouce possède celui d'opposition d'une manière assez prononcée. C'est sans doute à cette cause qu'est dû son développement. Quant aux autres doigts ils possèdent la flexion et l'extension ; mais tous ces mouvements sont très-limités. Le petit doigt paraît plus fort que les autres ; il est recourbé en crochet.

Malgré cette difformité prononcée, l'enfant se servait de sa main, soit pour saisir ses jouets, soit pour manger.

Opération, le 29 *octobre* 1861. — Un lambeau triangulaire dorsal est disséqué ; sa pointe mousse correspond à l'extrémité inférieure de l'adhérence interdigitale ; sa base est au niveau de l'articulation métacarpo-phalangienne. Du côté de la face palmaire, on achève de séparer l'espace interdigital par une incision simple. Cette incision est également poursuivie jusqu'au niveau de l'articulation métacarpo-phalangienne et même un peu au-dessus. A l'extrémité de cette incision, on en fait une autre très-petite et perpendiculaire, afin d'avoir une surface plane qui s'appliquera exactement sur la pointe émoussée du lambeau. C'est de cette façon qu'on agit pour séparer le pouce de l'index et l'annulaire du petit doigt. Nous avons dit que le médius était atrophié. On se décide à l'enlever complètement, et de telle façon que la peau qui le recouvrait pût servir pour former le lambeau qui devait se placer dans l'espace inter-digital. Un lambeau est donc taillé sur la face dorsale comme s'il n'y avait pas de médius. Une fois ce lambeau disséqué et l'incision palmaire achevée, on pratique la désarticulation du médius, dont on enlève ainsi tout le squelette sans toucher aux téguments.

Ce médius est constitué par deux phalanges bien appa-rentes. La première occupe plus des deux tiers de sa lon-gueur; elle est encore cartilagineuse. La seconde, qui paraît s'articuler avec la première, supporte l'ongle. Tou-tefois il est possible qu'il y ait deux phalanges réunies entre elles, la petitesse du doigt empêchant de le recon-naître.

Grâce à l'ablation de ce doigt, on eut un lambeau dorsal bien fourni, pour combler l'espace entre l'index et l'an-nulaire.

L'écoulement de sang ne fut pas très-considérable pen-dant l'opération. Des pinces à ligature furent appliquées sur les artères qui donnaient en jet, et enlevées au moment où l'on voulut pratiquer les sutures.

La pointe tronquée de chaque lambeau est unie, par une suture métallique, à la petite incision transversale de la paume de la main ; quelques autres fils d'argent furent encore placés pour réunir la peau autour des doigts; mais comme ils paraissaient déterminer une constriction trop forte de l'annulaire et de l'index, on les enleva d'un côté de ces doigts seulement. Des bandelettes de diachylon furent placées dans l'espace interdigital pour y appliquer exactement le lambeau; puis les doigts furent entourés avec de la charpie anglaise cératée.

Au bout de deux jours, pas de fièvre, un peu de rougeur, suppuration peu considérable.

Le 4 novembre, il se produit une hémorrhagie, qui s'arrête spontanément et qui, du reste, n'est pas très-abondante; quelques-uns des fils métalliques ont coupé les tissus, à cause d'un peu de gonflement inflammatoire.

Le 10 novembre, la réunion est complète, pour les lambeaux, entre le pouce et l'index, et entre l'index et l'annulaire; elle l'est presque pour celui qui est entre l'annulaire et le petit doigt.

Le 16, il reste encore deux très-petites plaies, l'une à la face externe de l'auriculaire, l'autre à la face interne de l'index : les mouvements communiqués s'exécutent facilement et sans douleur. Le pouce, l'index et l'annulaire peuvent se fléchir complètement; on ne peut faire subir à l'auriculaire qu'une demi-flexion; le pouce est aussi bien conformé qu'un pouce normal; la racine des autres doigts est plus volumineuse que leur pointe, de telle sorte qu'ils ont une forme légèrement conique. Tout fait espérer que les mouvements, le temps, et la rétraction circulaire de la cicatrice remédieront à cette légère défectuosité.

Les mouvements gagneront certainement en étendue,

mais il est douteux que la main puisse jamais atteindre le même volume que celle du côté gauche.

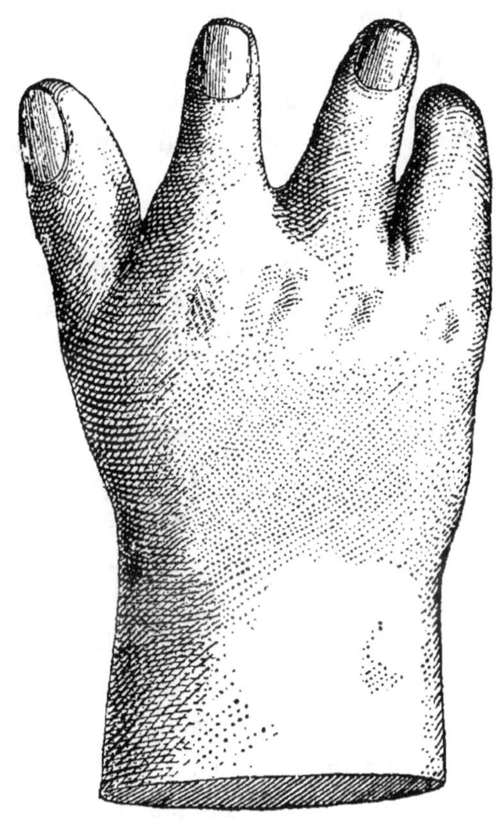

Le 29 mars 1862, j'ai revu l'enfant Cotelle, et voici dans quel état je l'ai trouvé.

Le *pouce* est bien conformé, fort et développé. L'espace qui le sépare de l'index est profond, large, et ne laisse rien à désirer.

L'*index* ne s'est pas développé ; il ne dépasse pas le

pouce. Il paraît constitué par deux phalanges seulement.
L'articulation de ces deux phalanges jouit d'un mouvement
à peine appréciable, tandis que l'articulation métacarpo-
phalangienne est très-mobile. Ce doigt est séparé de l'annulaire par un espace profond dans lequel on sent la tête
du troisième métacarpien, qui est privé du médius.

L'*annulaire* est plus long que l'index ; son extrémité inférieure est mince, mais le doigt est très-mobile. Cependant
on ne peut lui reconnaître que deux phalanges.

L'*auriculaire* est assez fort et bien développé ; il possède
trois phalanges, mais les deux dernières sont peu mobiles
l'une sur l'autre. L'espace qui sépare ce doigt de l'annulaire n'est pas aussi accusé que les autres ; il s'est produit
là une certaine rétraction cicatricielle, mais les adhérences
sont lâches, ne descendent que jusqu'au milieu de la première phalange, et permettent une grande étendue de
mouvement. — Lorsque l'enfant quitta Lyon, la cicatrisa-
tion de ce dernier espace n'était pas complète, de sorte qu'il
ne me fut pas possible de la surveiller.

Il se sert de sa main droite aussi bien que de sa main
gauche ; c'est à peine s'il montre une prédilection pour
celle-ci dans les mouvements qui exigent un effort plus
prononcé.

Il saisit les objets, mais son index lui sert de point d'ap-
pui seulement, à cause de l'absence de mobilité des phalanges l'une sur l'autre. Cependant ce doigt s'applique
assez facilement sur la paume de la main.

Chez une personne bien conformée, la commissure des
doigts se prolonge à peu près au niveau de la partie

moyenne de la première phalange, c'est également ce qui
existe chez le sujet de notre opération.

RÉFLEXIONS. — J'ai pensé qu'il valait mieux opérer cet
enfant de bonne heure, parce qu'on avait plus de chance
de voir ensuite les doigts se développer et prendre du mouvement ; puis, en attendant plus longtemps, la peau de la
région dorsale et palmaire se fût rétractée de plus en plus,
ce qui eût donné moins de facilité pour tailler des lambeaux ; l'atrophie de la main eût été également plus prononcée, l'observation que j'ai publiée l'année précédente
en est une preuve évidente.

Dans ce cas présent, à quel procédé devait-on s'arrêter ?
Ce n'était point ici le cas de songer à la pression élastique
après une incision simple, car l'enfant était trop jeune,
n'aurait pas eu assez de raison pour supporter patiemment
la douleur, et que, du reste, il était possible d'appliquer
un autre procédé, bien préférable quand on peut le mettre
en usage : c'est le procédé de Zeller, avec lequel on taille
des lambeaux dorsaux. Chez le sujet de mon observation,
ces lambeaux furent très-grands et très-épais, ce qui est
une condition assurée de vitalité ; car ce qui est le plus à
redouter à la main, c'est la gangrène que produit le gonflement inflammatoire, suite à peu près constante de l'opération : aussi, je pris les plus grandes précautions pour que
nulle pression, nulle traction trop fortes ne fussent exer-
cées sur les lambeaux et sur les doigts, afin que leur vitalité
ne fût pas compromise.

J'eus lieu, du reste, de m'applaudir de cette précaution, car le gonflement inflammatoire qui survint au quatrième et au cinquième jour, ne produisit pas le moindre déplacement sur les lambeaux, dont la réunion se fit, par seconde intention, avec une très-grande rapidité.

D'après les préceptes de M. Verneuil, imité en cela par M. Courty, j'enlevai le médius, guidé par deux motifs : le premier, afin d'obtenir un lambeau mieux fourni ; le second, afin de faire disparaître un doigt dont l'atrophie eût toujours été une difformité très-visible. Il est, je crois, plus difficile d'apercevoir au premier abord l'absence d'un doigt, que de méconnaître une difformité dans la longueur de ses organes.

En considérant le plâtre moulé cinq mois après l'opération, on éprouve, du reste, quelque difficulté à reconnaître les traces de l'ablation du médius.

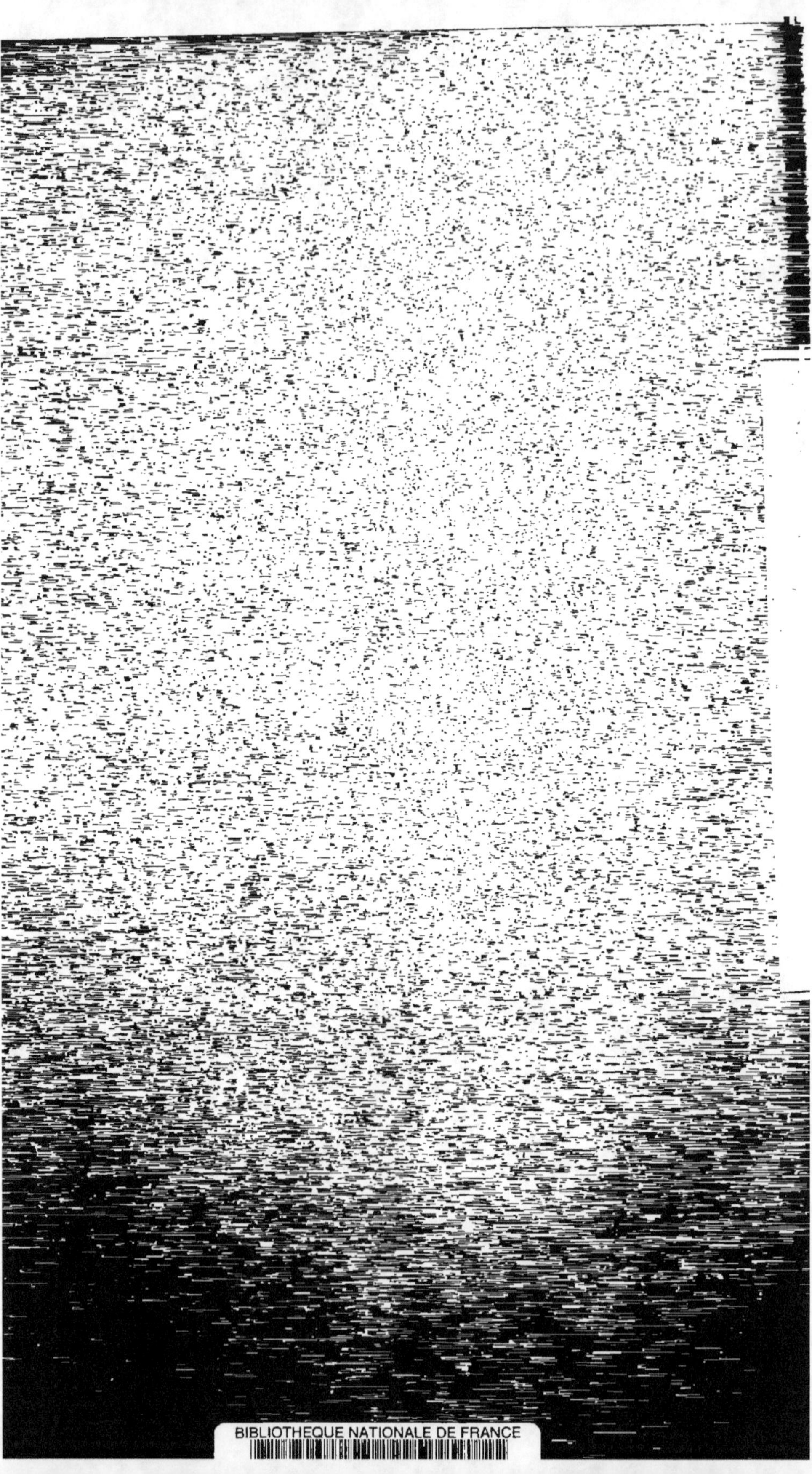